BEI GRIN MACHT SICH IHR WISSEN BEZAHLT

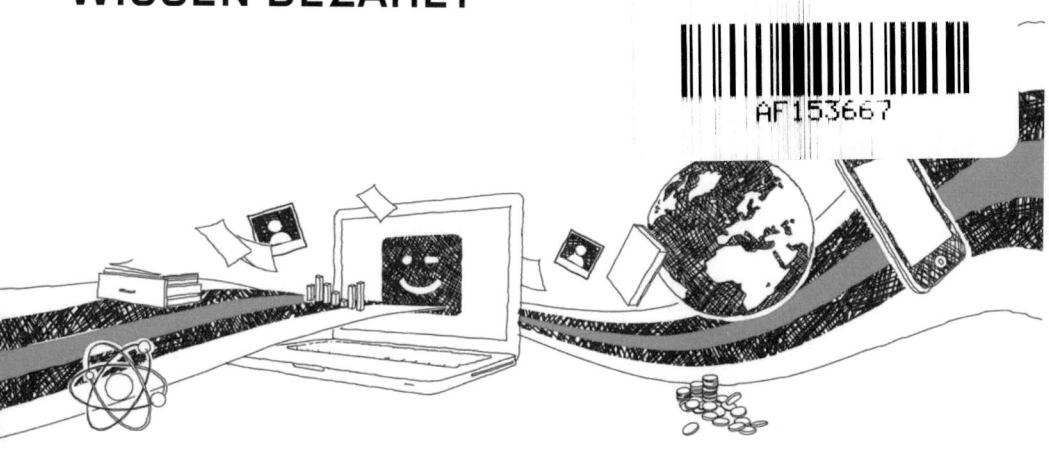

AF153667

- Wir veröffentlichen Ihre Hausarbeit,
  Bachelor- und Masterarbeit

- Ihr eigenes eBook und Buch -
  weltweit in allen wichtigen Shops

- Verdienen Sie an jedem Verkauf

Jetzt bei www.GRIN.com hochladen und kostenlos publizieren

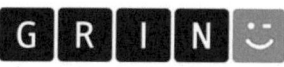

Moritz Sturmberg

Entwicklung einer Fragebogen-Skala

Das Konstrukt 'adaptive Kapazität' als Beispiel für die Skalenentwicklung im Bereich psychische Gesundheit im Unternehmen

GRIN Verlag

Bibliografische Information der Deutschen Nationalbibliothek:

Die Deutsche Bibliothek verzeichnet diese Publikation in der Deutschen National-
bibliografie; detaillierte bibliografische Daten sind im Internet über http://dnb.d-
nb.de/ abrufbar.

Impressum:

Copyright © 2014 GRIN Verlag GmbH
Druck und Bindung: Books on Demand GmbH, Norderstedt Germany
ISBN: 978-3-656-72918-1

Dieses Buch bei GRIN:

http://www.grin.com/de/e-book/279056/entwicklung-einer-fragebogen-skala

GRIN - Your knowledge has value

Der GRIN Verlag publiziert seit 1998 wissenschaftliche Arbeiten von Studenten, Hochschullehrern und anderen Akademikern als eBook und gedrucktes Buch. Die Verlagswebsite www.grin.com ist die ideale Plattform zur Veröffentlichung von Hausarbeiten, Abschlussarbeiten, wissenschaftlichen Aufsätzen, Dissertationen und Fachbüchern.

Besuchen Sie uns im Internet:

http://www.grin.com/

http://www.facebook.com/grincom

http://www.twitter.com/grin_com

Universität zu Köln
Humanwissenschaftliche Fakultät
IMVR – Institut für Medizinsoziologie, Versorgungsforschung
und Rehabilitationswissenschaft

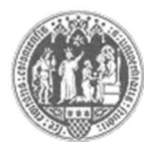

Entwicklung einer Fragebogen-Skala

Das Konstrukt 'adaptive Kapazität' als Beispiel für die Skalenentwicklung im Bereich psychische Gesundheit im Betrieb/Unternehmen

vorgelegt von: Moritz Sturmberg
Studiengang: Master Rehabilitationswissenschaften
Semester: Wintersemester 2013/14

Veranstaltung: 69198 ORG 3.2: Forschungsprozess am Beispiel eines
                 Qualitätsentwicklungsprojektes

Inhaltsverzeichnis

1 Einleitung und Problemdarstellung 3

2 Konstrukt/ Skala: Adaptive Kapazität 4

   2.1   Forschungsfrage und Ziel der Untersuchung 5

   2.2   Fragebogenkonzeption und Items 5

   2.3   Antwortkategorien 8

   2.4   Pretestauswertung 9

3 Fazit 11

Literaturverzeichnis 13

Anlage: Fragebogen

1 Einleitung und Problemdarstellung

Das *Bundesministerium für Arbeit und Soziales* weist aktuell durch die Arbeitsmedizinische Empfehlung „Psychische Gesundheit im Betrieb" des Ausschusses für Arbeitsmedizin (Stand: Dezember 2013) auf die wachsenden Risiken und steigenden Zahlen psychischer Erkrankungen im Zusammenhang mit gesellschaftlichem Wandel und Arbeitsbelastungen hin. Diese Entwicklung verläuft entgegen dem allgemeinen Trend eines insgesamt rückläufigen Krankenstands (z.b. Muskel-Skelett- und Herz-Kreislauf-Erkrankungen). Den veröffentlichten Daten zufolge sind für jede zehnte Krankschreibung heute psychische Krankheiten mit teils überdurchschnittlich langer Erkrankungsdauer verantwortlich, in 37% der Fälle sind sie als Ursache für eine Frühverrentung aufgrund von Erwerbsminderung zu betrachten. Diese Zahlen verdeutlichen Brisanz, Aktualität und vor allem akuten Handlungsbedarf im Bereich der Ursachenforschung, Prävention und Intervention zur Erhaltung und (Wieder-)Herstellung psychischer Gesundheit im Betrieb. Eine Herausforderung stellt nach wie vor die Identifizierung von psychischen Erkrankungen oder das spezifische Wissen über Risikofaktoren dar, die im direkten Umfeld des Arbeitsplatzes auftreten können, allerdings auch von „außen" in den Kontext der beruflichen Tätigkeit hineingetragen werden und dort häufig eher verstärkt als entschärft werden. Im Vergleich zu den innerbetrieblich und über die Krankenkassen erfassten „harten" Daten (z.B. AU-Statistiken) liegt hierbei vor allem die Chance, sich der Qualität und den (individuellen) Determinanten psychischer Erkrankungen anzunähern.

Die folgende Arbeit beschäftigt sich mit der Entwicklung einer Fragenbogenskala zur Identifizierung von psychosozialen Risiken und Belastungen von MitarbeiterInnen in Betrieben/Unternehmen, konkret mit der „adaptiven Kapazität" als einem zentralen Aspekt psychischer Gesundheit/Krankheit. Psychische Erkrankungen entstehen durch eine Diskrepanz zwischen den einem Menschen zur Verfügung stehenden (internen und externen) Ressourcen und den entgegengebrachten Anforderungen seiner Umwelt. Die Indikation von Risikofaktoren für psychische Erkrankungen im Zuge der Auswertung des hier erarbeiteten Fragebogens kann im konkreten Fall idealerweise eine Ursachenforschung intensivieren sowie präventive und interventionistische Unterstützungsleistungen bereitzustellen. Hierzu gehört auch, äußere Anforderungen unter Umständen an die vorhandene interne Kapazität angleichen zu müssen. Die vorliegende Arbeit kann aufgrund der gegebenen Rahmenbedingungen kein verlässliches Messinstrument bereitstellen. Das zentrale Anliegen ist jedoch, verschiedene Bereiche des Konstrukts 'adaptive Kapazität' darzulegen, die wissenschaftlich fundiert als maßgeblich für die Skalen-/Fragebogenentwicklung im Zusammenhang mit psychischer Gesundheit im Betrieb oder Unternehmen betrachtet werden müssen.

2 Konstrukt/ Skala: Adaptive Kapazität

Die spezifische **adaptive Kapazität** (nach Gaebel, 2003)[1] in der jeweiligen Lebensphase kann als Ergebnis der Herausbildung der psychischen Konstitution eines Menschen betrachtet werden. Diese wird von den Merkmalen seiner sozioökonomischen und biophysikalischen Lebensbedingungen beeinflusst. Hinsichtlich der Konzeption der Fragebogenskala ist zu beachten, dass beide Merkmale auch die Arbeitsbedingungen enthalten, die „entweder die Eigenschaft von Risikofaktoren oder von protektiven Faktoren einer gesunden Entwicklung aufweisen" (ebd.). Die adaptive Kapazität ermöglicht dem Menschen ein angemessenes Reagieren auf die Anforderungen seiner Umwelt.

Differenziert werden kann in diesem Zusammenhang hinsichtlich der psychischen Konstitution als zentrale *interne Ressource* zur Bewältigung von Umweltanforderungen sowie der *externen Ressourcen* u.a. in Form von sozialen Beziehungen und sozialer Sicherheit, finanziellen Mitteln oder (materiellen) Gütern u.v.m., durch die die Umweltbewältigung unterstützt wird. Zwischen der psychischen Konstitution, den externen Ressourcen sowie der Bewältigung von Umweltanforderungen bestehen dynamische Wechselbeziehungen. Deutlich wird dies sowohl durch die Rolle der psychischen Konstitution für die Gewinnung externer Ressourcen als auch durch den Einfluss der Bewältigungsstrategien von Umweltanforderungen auf die psychische Konstitution. Zwar wird davon ausgegangen, dass die psychische Konstitution im zunehmenden Alter an Stabilität gewinnt, der dauerhafte Verlust von externen Ressourcen (z.B. Arbeitslosigkeit oder Partnerverlust) oder der Anstieg von Umweltanforderungen (z.B. kritische Lebensereignisse oder berufliche Belastungen) kann jedoch auch im Erwachsenenalter zu erheblichen Beeinträchtigungen führen (vgl. BMAS, 2013, S.15).

Die vorgenommene ausführliche Differenzierung und Darstellung des Konstrukts wird an dieser Stelle als sinnvoll erachtet, da nur in Kenntnis der verschiedenen Dimensionen der adaptiven Kapazität entsprechende Items formuliert werden können, um das Konstrukt bestmöglich zu erfassen. Zunächst wird aus obiger Ausführung folgende Hypothese[2] für die Entwicklung der Forschungsfrage formuliert:

Konkrete Risiken für die Entstehung psychischer Erkrankungen im Kontext der beruflichen Tätigkeit ergeben sich durch die spezifischen Anforderungen sowie Schutz- und Risikofaktoren in Verbindung mit den jeweiligen Merkmalen der individuellen psychischen Konstitution.

---

[1]Vgl. BMAS, 2013, S.13ff Druckversion. PDF zum download: http://www.bmas.de/DE/Service/Publikationen/a450-psychische-gesundheit-im-betrieb.html

[2]Bzgl. allgemeine Hilfestellungen im Bereich Forschungsfrage/Hypothese siehe u.a. Beller, 2008, S.9ff

4

Das Konstrukt 'adaptive Kapazität' wird im Fragebogen zum Zweck der Komplexitätsreduktion für die Befragten durch die Überschrift „Arbeitserleben" ersetzt (siehe Anlage: Fragebogen).

2.1 Forschungsfrage und Ziel der Untersuchung

Inwieweit können die Determinanten der adaptiven Kapazität in Bezug auf die psychische Gesundheit im Betrieb durch die Befragung erfasst und Rückschlüsse auf die individuelle adaptive Kapazität der befragten Person gezogen bzw. ein grundlegendes Gefährdungspotenzial für psychische Erkrankungen festgestellt werden?

Weiterführende Fragestellung: Welche Qualität kann der Skala „adaptive Kapazität" insgesamt im Rahmen der (bereits bestehenden) Fragebogenkonzeptionen und Forschungsarbeit im Bereich „psychische Gesundheit im Betrieb" beigemessen werden.

2.2 Fragebogenkonzeption und Items

Für den Fragebogen werden sechs Items konzipiert. Ziel der Itementwicklung ist eine möglichst genaue Abbildung und Erfassung der verschiedenen Dimensionen des oben beschriebenen Konstrukts hinsichtlich der internen Konsistenz. Hierbei wird durch inhaltliche Überschneidungen der Items zudem eine Itemhomogenität angestrebt. Im Kontext einer transparenten und eindeutigen Formulierung der Items sollen Messfehler eingeschränkt werden.

Die Qualitätskriterien können insgesamt aufgrund des gegebenen Rahmens dieser Arbeit nur im Ansatz erfüllt werden. Jedoch wurden im Zuge der Pretestauswertung die im Folgenden vorgestellten Items teilweise verändert bzw. modifiziert. Dieser Prozess wird unter Punkt 2.4 kurz erläutert.

Angaben zur Person:

Im Zusammenhang mit der Literatursichtung fällt der Entschluss zu einer kurzen vorangestellten Abfrage personenbezogener Daten. Diese Daten beziehen sich auf das **Alter** der befragten Person sowie das **Geschlecht**. Hintergrund sind Statistiken über die häufigere Diagnose von psychischen Erkrankungen bei Frauen im Vergleich zu Männern, zudem treten die höchsten Erkrankungshäufigkeiten und Ausfallzeiten bei beiden Geschlechtern bei den über 55jährigen auf (vgl. BMAS, 2013, S.8). Auf weitere kausale Vergleichsmöglichkeiten wie z.B. Tätigkeitsbranche/Tätigkeitsfeld oder eine generelle Abfrage von Beschäftigung/Arbeitslosigkeit wird im Rahmen dieser Forschungsarbeit verzichtet.

Items:

(1) Mit Problemen und Stress am Arbeitsplatz fühle ich mich häufig allein gelassen.

Diese Aussage bezieht sich auf den Bereich „**externe Ressourcen**[3]", hier speziell die Wahrnehmung der lebensweltlichen/sozialen Integration sowie emotionalen Absicherung. Besteht ein soziales (Unterstützer-)Netzwerk, das im Kontext von psychischen Belastungen eine protektive/ psychohygienische Funktion einnehmen kann? Diese soziale Komponente umfasst sowohl den Bereich Familie und Freundes-/Bekanntenkreis, als auch ein vertrauensvolles und kollegiales Arbeitsumfeld. Die Offenheit dieser Aussage ist diesbezüglich bewusst gewählt, mögliche Probleme bei der Beantwortung der Frage werden weiter unten (2.4 Pretestauswertung) aufgegriffen.

(2) Es fällt mir in der Regel leicht, mich auf neue Herausforderungen und Veränderungen am Arbeitsplatz einzustellen.

Mit dem Fokus auf „**interne Ressourcen**" zur Umweltbewältigung im Zusammenhang mit sich verändernden Leistungsanforderungen wird z.b. das mögliche Erleben von Diskrepanzen zwischen beruflichen Anforderungen und Bewältigungsressourcen ermittelt. Hier spielt u.a. die individuelle berufliche Qualifikation, Flexibilität und Leistungsfähigkeit in Verbindung mit der psychischen Konstitution eine Rolle. Wird dieser Aussage vom Befragten nicht zugestimmt, kann hier von einem potenziellen Risikofaktor ausgegangen werden, unabhängig davon, ob es sich bei der Bewältigung der Umweltanforderungen eher um ein individuelles Problem oder um ein generelles objektiv erfassbares Problem des Arbeitsplatzes/der Institution (externe Ressourcen; z.B. organisatorisch, adäquate Strukturierung von Arbeitsaufgaben und Arbeitszeit, etc.) darstellt. Das Instrument der Befragung liefert bestmöglich entsprechende Indikationen – es kann aber nicht als Mittel der Ursachenforschung betrachtet werden.

(3) Ich habe häufig Angst, dass ich den Anforderungen an meine berufliche Tätigkeit nicht gerecht werden kann.

Ähnlich wie bei (2) konzentriert sich diese Aussage auf die internen Ressourcen der befragten Person. Das Augenmerk liegt hier jedoch deutlicher auf der psychischen Konstitution. Das Belastungsempfinden im Zusammenhang mit der beruflichen Tätigkeit wird unumschrieben betont. Persönliche Zweifel hinsichtlich der beruflichen Kompetenz und Bewältigung von Anforderungen können situativ als „normal" bezeichnet werden und führen i.d.R. zu einer gesunden Abgleichung der persönlichen Fähigkeiten und Grenzen. Durch die Verwendung des Begriffs „Angst" und dem

---

[3] Zu internen und externen Ressourcen ausführlicher in: BMAS, 2013, S.13ff

Zusatz „häufig" wird eine destruktive Wahrnehmung der beruflichen Tätigkeit betont. Wird dieser Aussage durch die Befragten zugestimmt, kann hier von einem Risikofaktor ausgegangen werden. Zu berücksichtigen ist, dass auch hier die externen Ressourcen wie soziale Integration oder eine ergonomische Gestaltung von Arbeitsaufgaben und Arbeitszeit eine individuell unterschiedlich schwerwiegende Rolle spielen.

(4) *Für meine Fähigkeiten und meine Arbeit erhalte ich Wertschätzung im Kollegium **und/oder** durch meine/n Vorgesetzte/n.*

Die Wertschätzung der Kompetenzen und Tätigkeit am Arbeitsplatz kann trotz oder vor allem gerade bei höherer Arbeitsbelastung als protektive Funktion hinsichtlich einer psychischen Erkrankung betrachtet werden. Neben einer Erhöhung der Arbeitsmotivation führt dies mutmaßlich zu einer positiveren Wahrnehmung des Arbeitsumfelds. Dabei spielt es sicherlich auch innerhalb der Wertigkeit eine Rolle, ob die arbeitsbezogene Wertschätzung seitens der Betriebs-/Unternehmensführung oder seitens des Kollegiums entgegengebracht wird. Im Zusammenhang mit der zu entwickelnden Skala wird jedoch davon ausgegangen, dass sowohl die einseitige Wertschätzung durch den/die Vorgesetzte/n als auch die einseitige Wertschätzung durch das Kollegium insgesamt dennoch eine protektive Funktion als Ressource/Kompensator erfüllen kann. Es wird innerhalb der obigen Aussage also diesbezüglich keine Unterscheidung vorgenommen. Wird dieser Aussage nicht zugestimmt, kann angenommen werden, dass im Arbeitsumfeld insgesamt kaum/ bzw. gar keine positive Wertschätzung hinsichtlich der eingebrachten Kompetenzen und Arbeit wahrgenommen wird, was als Risikofaktor eingestuft werden kann.

(5) *Ich fühle mich Im Unternehmen/Betrieb auch unabhängig von arbeitsbezogenen Themen als GesprächspartnerIn für persönliche Anliegen geschätzt.*

Deutlicher noch als bei (4), wo vornehmlich die arbeits- und leistungsbezogene Wertschätzung im Mittelpunkt steht, konzentriert sich diese Aussage auf die soziale Integration und menschliche Wertschätzung, das Arbeitsklima sowie die sozialen Kompetenzen des/der Befragten. Es überschneiden und bedingen sich die Bereiche interner und externer Ressourcen im Kontext von Kommunikationsfähigkeit, Einfühlungsvermögen, etc. (intern) und einem sozial unterstützenden, vertrauensvollen Verhalten von und durch Vorgesetzte und KollegInnen (extern). Es ist anzunehmen, dass eine hohe soziale Stellung im Unternehmen/Betrieb einen positiven Einfluss auf das Selbstwertgefühl und -bewusstsein ausübt. Wird diese Aussage eher nicht oder gar nicht bestätigt, könnte dies auf fehlende (ausgeprägte) soziale Bindungen und Wertschätzung im Arbeitsumfeld hinweisen. Rückschlüsse auf die generelle soziale Integrität sind sicher nicht ohne weiteres möglich. Dies wird bedingt durch die mangelhafte Komplexität der Skala im Rahmen dieser Arbeit und durch die eingeschränkte Übertragbarkeit der Rolle „MitarbeiterIn im Betrieb" auf die Rolle „Person im privaten Umfeld".

(6) *In den vergangenen 6 Monaten haben mich persönliche Probleme (z.B. private, gesundheitliche) bei der Ausübung meiner beruflichen Tätigkeit insgesamt stark belastet.*

Dieses Item konkretisiert die Gesamtwahrnehmung der beruflichen Tätigkeit im Kontext von internen (z.b. verminderte Leistungsfähigkeit durch Krankheit) und externen (z.b. Verlust sozialer Unterstützung) Bedingungen in einem eingeschränkten Zeitraum. Ziel ist die Erfassung des Schweregrads an (gefühlter) Beeinträchtigung am Arbeitsplatz. Der Hinweis auf eine „starke" Belastung lässt nach wie vor einen hohen Interpretationsspielraum, im Sinne der Konstruktion von Wirklichkeit kann Belastungsempfinden jedoch nicht als objektiv messbar bezeichnet werden, sodass eine Zustimmung der Aussage als – zumindest zeitweise – Beeinträchtigung und damit als Risikofaktor beurteilt werden kann. Dies gibt jedoch keinen Aufschluss über die Dauerhaftigkeit der von den Befragten wahrgenommenen Stressoren und Lebensumstände.

2.3   Antwortkategorien

Für die oben beschriebenen Items wird eine 4-stufige verbalisierte Antwortskala festgelegt (siehe Anlage: Fragebogen). Durch die fehlende mittlere Antwortmöglichkeit entfällt die „Fluchtkategorie". Die Antwortkategorien lauten in gleicher Reihenfolge: *„stimme überhaupt nicht zu"*, *„stimme eher nicht zu"*, *„stimme eher zu"*, *„stimme voll und ganz zu"*[4].

Begründung: Die Fragebogenskala und die zu diesem Zweck konzipierten Items beziehen sich nicht auf die Abfrage faktischen Wissens, benötigen also nicht notwendigerweise eine Enthaltungskategorie. Die Bereitschaft der Befragten zur Beantwortung persönlicher Fragen ist durch die Zusicherung von Freiwilligkeit, Anonymität und Transparenz bzgl. des Zwecks der Erhebung sowie der Verwendung der Daten im Vorfeld formal geregelt. Es wird angenommen, dass die Wahrnehmung und Beurteilung der persönlichen Lebenssituation grundsätzlich eher tendenziell positiv oder negativ erlebt wird. Dennoch besteht durch den Wegfall der mittleren Antwortkategorie potenziell die Gefahr, eine Beurteilungstendenz bei Antwortunsicherheit zu erzwingen. Die verbalisierte Form der Antwortskala wird in diesem Zusammenhang als sinnvoll erachtet, da die menschliche Wahrnehmung Ausdruck über die Sprache findet und im Gegensatz zu numerischen Darstellungen ein hohes Abstraktionsvermögen der befragten Personen ausschließt. Die Pretestauswertung führte hierbei nicht zu notwendigen Anpassungen der Antwortkategorien.

---

[4]   Zu Skalenentwicklung und Antwortkriterien vgl. Porst, 2011.

2.4 Pretestauswertung

Bei der Pretestauswertung wurde zunächst die Notwendigkeit einer konkreten Eingrenzung der Zielgruppe deutlich. Dies geschieht im Bewusstsein verschiedener Profile von beruflicher Tätigkeit (u.a. Angestellte/r, Selbstständiger/r, Arbeitslose/r) und verschiedenen Funktionen/ Verantwortungspositionen innerhalb des Betriebs oder Unternehmens. Wie bereits in Titel und Einleitung dieser Arbeit ersichtlich, wird der Fragebogen für *Mitarbeiterbefragungen von Berufstätigen im Angestelltenverhältnis* konzipiert. Als Evaluation im Betrieb können die für die Beantwortung der Frage grundlegenden Erfahrungen vorausgesetzt werden (zumindest bei einer gewissen Zeit an Berufserfahrung). Es wird angenommen, dass das gleiche Konstrukt z.b. für die Zielgruppe selbstständig Tätiger möglicherweise andere Schwerpunkte und Problembereiche beinhaltet (u.U. mehr Eigenverantwortlichkeit, hoher Konkurrenzdruck, „Einzelkämpfer- Alltag", usw.). Doch allein für die oben definierte Zielgruppe ergeben sich in der Befragung im Einzelfall verschiedene Probleme: Manche Arbeitsplätze/Funktionen im Betrieb/Unternehmen führen beispielsweise (gezwungenermaßen) zu mehr interaktivem Austausch und Kommunikation als andere, erleichtern somit möglicherweise den Aufbau sozialer Beziehungen. Andere dagegen haben unter Umständen einen „schwereren Stand" als andere (z.b. Personalabteilung vs. MitarbeiterInnen am Empfang) innerhalb eines Unternehmens. Dies weist auf verschiedene Umweltbedingungen hin, die nicht allein durch die Auswertung des Fragebogens, sondern erst durch eine anschließende individuelle Überprüfung der Ergebnisse (z.B. Arbeitsplatzanalyse) erfasst werden können.

Inhaltlich erscheinen jedoch die verschiedenen Items das zu erfassende Konstrukt innerhalb verschiedener Bereiche abzudecken. Im Zuge der Pretestauswertung werden kleinere Veränderungen bei der Item-Formulierung vorgenommen und der Abschnitt *Angaben zur Person* aus den oben genannten Gründen hinzugefügt. Item (1) wird vollständig umformuliert. Die ursprüngliche Aussage lautet:

Über Probleme und Stress am Arbeitsplatz spreche ich mit KollegInnen, FreundInnen oder in der Familie.

Grund: Mit dem überarbeiteten Item wird deutlicher die Gefühlsebene im Kontext eines sozialen Unterstützersystems herausgearbeitet (siehe 2.2 und Anlage: Fragebogen). Nichtsdestotrotz ist das ursprüngliche Item in Bezug auf das zu erfragende Konstrukt durchaus geeignet, benötigt allerdings den ausführlichen Verweis auf die potenziellen Unterstützer, worauf im umformulierten Item verzichtet werden kann. Ein Missverständnis tritt hier jedoch dann auf, wenn die Wahrnehmung mangelnder Unterstützung allein auf das Arbeitsumfeld bezogen wird.

Aussortiert wird außerdem das Item: *An meinem Arbeitsplatz fühle ich mich insgesamt wohl.*
Im Kontext „psychische Gesundheit am Arbeitsplatz" transportiert diese Aussage eine grundsätzlich wichtige persönliche Gesamteinschätzung, die jedoch bei der geringen Zahl an Items innerhalb dieser Forschungsarbeit und hinsichtlich der Differenzierung des Konstrukts ausgeschlossen wird. Generell werden kleinere Veränderungen bei den Formulierungen vorgenommen, um die Verständlichkeit der Items zu verbessern und die Rekonstruktion der Wahrnehmung und Erinnerung zu unterstützen. Hierzu gehören z.b. Häufigkeitsadverbien (in der Regel, häufig, manchmal, ...) sowie eine grundsätzliche Formulierung der Aussagen als Gefühl, nicht als Tatsache (z.b.: *Ich fühle mich Im Unternehmen/Betrieb auch unabhängig von arbeitsbezogenen Themen als GesprächspartnerIn für persönliche Anliegen geschätzt;* anstatt: *Im Unternehmen/Betrieb werde ich auch unabhängig von arbeitsbezogenen Themen als GesprächspartnerIn für persönliche Anliegen geschätzt).* Ausschlaggebend für eine psychische Erkrankung bleibt die Wahrnehmung und Bewertung der persönlichen Situation, nicht die rein objektive Betrachtung derselbigen.

Insgesamt können nach der Durchführung des Pretests grundlegende Fehlinterpretationen der Items im Großen und Ganzen ausgeschlossen werden. Die vereinheitlichten Antwortkategorien sind in Bezug auf alle Aussagen inhaltlich konsistent. Jedoch ist auch für die Eignungserprobung der unter 2.3 beschriebenen Antwortkategorien der gegebene Rahmen dieser Arbeit nicht als ausreichend zu betrachten. Bei der Reihenfolge der Items wird nach dem Pretest keine Veränderung vorgenommen. Die *Angaben zur Person* wurden unter 2.2 dargestellt und theoretisch/intentional begründet. Die Qualität dieser Daten hinsichtlich der Auswertung kann unter den Bedingungen dieses Projekts nicht bestimmt werden. Insgesamt ist jedoch im Rahmen einer umfassenderen Befragung zu erwarten, dass die Hinzunahme der personenbezogenen Daten einen Vorteil darstellt. In diesem Zusammenhang besitzen durchaus auch weitere Aspekte Relevanz (z.B. differenziertere Angabe der Tätigkeit im Betrieb/Unternehmen).

3   Fazit

Wie in der vom *Bundesministerium für Arbeit und Soziales* veröffentlichten Arbeitsmedizinischen Empfehlung „Psychische Gesundheit im Betrieb" ersichtlich, liegt in den Ergebnissen von Mitarbeiterbefragungen neben der Auswertung von Daten aus Vorsorgeuntersuchungen, den arbeitsmedizinisch begleiteten Wiedereingliederungsprozessen und den persönlichen Beratungsgesprächen eine wesentliche Informationsquelle für die betriebsärztliche Einschätzung des Gesundheitszustands und die adäquate Versorgung. Neben der steigenden Kompetenz der BetriebsärztInnen im Bereich der psychischen Belastungen und Erkrankungen muss jedoch anhand persönlicher Erfahrungen im eigenen Tätigkeitsumfeld angemerkt werden, dass das Vertrauen von MitarbeiterInnen gegenüber den BetriebsärztInnen – gerade im Kontext von psychischen Erkrankungen – vielerorts noch erarbeitet werden muss.

Die Erarbeitung des gewählten Konstrukts kann mit Sicherheit weitaus differenzierter erfolgen. Im Bereich der psychischen Gesundheit am Arbeitsplatz kann zu diesem Zweck auf einige anerkannte Modelle und Theorien wie u.a. das *Transaktionale Stressmodell* von Lazarus et. al. (1981), das *Gratifikationskrisenmodell* von Siegrist (1996, 2002) oder das *Salutogenesemodell* von Antonovsky (1987) [5] zurückgegriffen werden, um die Vorhersehbarkeit von Gesundheitsrisiken aus psychosozialen Belastungskonstellationen effektiver in die Fragebogenkonzeption und Auswertung zu integrieren.

Die abschließende Betrachtung der hier vorgestellten Skala führt zu dem Ergebnis, dass eine intensivere Literaturrecherche und eine umfassendere Kenntnis der in der Evaluationspraxis bereits bewährten Skalen mit Sicherheit zu einer anderen Vorgehensweise und/oder einem ausgereifteren Konzept geführt hätte. Allein die Vorgabe von 4 – 6 Items führt schnell zur Problematik einer zu geringen Auflösung, wenn die Gesamtheit der Facetten eines Konstrukts nicht erfasst werden kann, bzw. die Komplexität eines Konstrukts auch durch die Spezifizierung (z.B. „psychische Gesundheit im Betrieb" statt „Gesundheit") nicht ausreichend reduziert werden kann. Nicht geklärt werden kann in diesem Projekt desweiteren die formale Auswertung der Ergebnisse und deren Bewertung.

Insgesamt konnte dennoch ein guter Einblick in die konzeptionellen Herausforderungen und Bedingungen der Entwicklung einer Fragebogenskala gegeben werden. Am Ende muss an dieser Stelle jedoch betont werden, dass psychische Erkrankungen besonders häufig im Kontext von Arbeitslosigkeit auftreten (vgl. BMAS, 2013, S.8). Dabei liegt die Erkenntnis nahe, dass die

---

[5] Eine Auflistung und Erörterung relevanter theoretischer Grundlagen erfolgt ebenfalls in der Arbeitsmedizinischen Empfehlung des BMAS (2013, S.21f).

berufliche Tätigkeit eine wichtige protektive Funktion besitzt und nicht - wie vielleicht im Kontext dieser Arbeit irrtümlicherweise anzunehmen wäre – eine grundlegende Gefahr für die psychische Gesundheit birgt. Neben den oben genannten Zielen der Sensibilisierung für und Erforschung von (individuellen) Risikofaktoren, Belastungen innerhalb der beruflichen Tätigkeit und Handlungskonzepten sollte (weiterhin) ein vor allem sozialpolitisches Augenmerk auf die Personengruppe gerichtet werden, die vom Wettbewerb um arbeitsspezifische Ressourcen ausgeschlossen sind.

Literaturverzeichnis

Beller, S. (2008). Empirisch forschen Lernen: Konzepte, Methoden, Fallbeispiele, Tipps. Bern: Verlag Hans Huber.

Bundesministerium für Arbeit und Soziales (BMAS), Referat Information, Publikation, Redaktion (Hrsg.) (2013). Ausschuss für Arbeitsmedizin. Psychische Gesundheit im Betrieb: Arbeitsmedizinische Empfehlung. Bonn. PDF Version: http://www.bmas.de/DE/Service/Publikationen/a450-psychische-gesundheit-im-betrieb.html [letzter Abruf: 17.02.2014]

Porst, R. (2011). Fragebogen: Ein Arbeitsbuch. Wiesbaden: VS Verlag für Sozialwissenschaften.

Angaben zur Person

Alter:	_____ Jahre
Geschlecht:	☐ männlich ☐ weiblich

Arbeitserleben

Die folgenden Aussagen konzentrieren sich auf das Erleben der beruflichen Tätigkeit. Bitte prüfen Sie mithilfe der Antwortmöglichkeiten, inwiefern diese Aussagen auf Sie zutreffen (jeweils nur <u>eine Antwort</u>)	stimme überhaupt nicht zu	stimme eher nicht zu	stimme eher zu	stimme voll und ganz zu
Mit Problemen und Stress am Arbeitsplatz fühle ich mich häufig allein gelassen.	☐	☐	☐	☐
Es fällt mir in der Regel leicht, mich auf neue Herausforderungen und Veränderungen am Arbeitsplatz einzustellen.	☐	☐	☐	☐
Ich habe häufig Angst, dass ich den Anforderungen an meine berufliche Tätigkeit nicht gerecht werden kann.	☐	☐	☐	☐
Für meine Fähigkeiten und meine Arbeit erhalte ich Wertschätzung im Kollegium **und/oder** durch meine/n Vorgesetzte/n.	☐	☐	☐	☐
Ich fühle mich Im Unternehmen/Betrieb auch unabhängig von arbeitsbezogenen Themen als GesprächspartnerIn für persönliche Anliegen geschätzt.	☐	☐	☐	☐
In den <u>vergangenen 6 Monaten</u> haben mich persönliche Probleme (z.B. private, gesundheitliche) bei der Ausübung meiner beruflichen Tätigkeit insgesamt stark belastet.	☐	☐	☐	☐